BEI GRIN MACHT SICH IHR WISSEN BEZAHLT

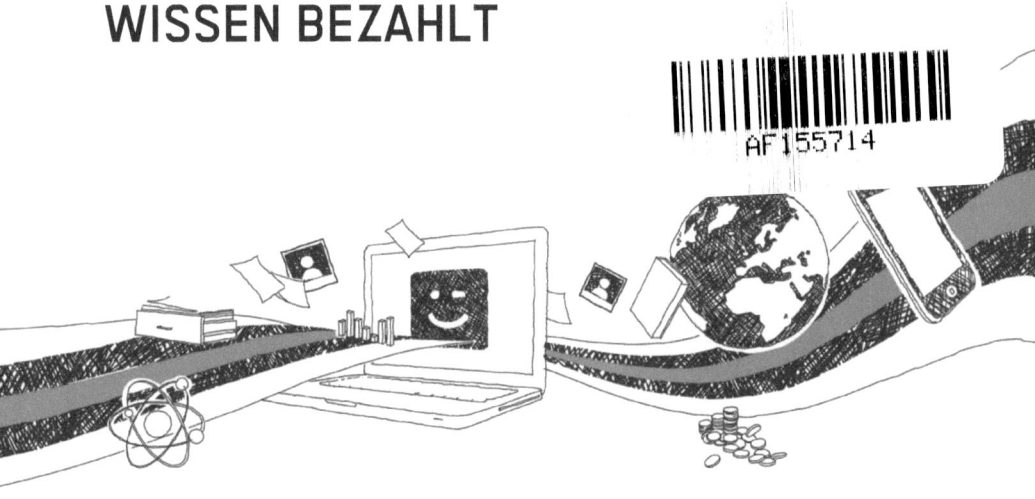

- Wir veröffentlichen Ihre Hausarbeit, Bachelor- und Masterarbeit

- Ihr eigenes eBook und Buch - weltweit in allen wichtigen Shops

- Verdienen Sie an jedem Verkauf

Jetzt bei www.GRIN.com hochladen und kostenlos publizieren

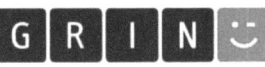

Ethische Analyse der Medientechnologie. Roboter in der Pflege

Anonym

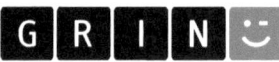

Bibliografische Information der Deutschen Nationalbibliothek:

Die Deutsche Nationalbibliothek verzeichnet diese Publikation in der Deutschen Nationalbibliografie; detaillierte bibliografische Daten sind im Internet über http://dnb.d-nb.de abrufbar.

ISBN: 9783389069967
Dieses Buch ist auch als E-Book erhältlich.

© GRIN Publishing GmbH
Trappentreustraße 1
80339 München

Druck und Bindung: Books on Demand GmbH, Norderstedt Germany
Gedruckt auf säurefreiem Papier aus verantwortungsvollen Quellen

Das vorliegende Werk wurde sorgfältig erarbeitet. Dennoch übernehmen Autoren und Verlag für die Richtigkeit von Angaben, Hinweisen, Links und Ratschlägen sowie eventuelle Druckfehler keine Haftung.

Das Buch bei GRIN: https://www.grin.com/document/1502533

Inhaltsverzeichnis

1. Einleitung

Im medizinischen Bereich und im Pflegebereich wird viel Zeit und Energie in die Forschung von intelligenten Robotersystemen investiert. Dies hat hohe Priorität, da es aufgrund der demographischen Entwicklung immer mehr ältere Menschen gibt, die dementsprechend Pflege benötigen. In dreißig bis vierzig Jahren wird das Gesundheitssystem zudem erneut auf die Probe gestellt, da sich dann die Babyboomer-Generation in einem pflegebedürftigen Alter befindet (vgl. Ethikrat 2017, 89). Für diese große Anzahl an Patienten sind jedoch nicht entsprechend viele Pfleger vorhanden. Hinzu kommt die hohe Berufsaussteigerquote in den Pflegeberufen (vgl. Kreis 2018, 216).

Roboter sollen die Mitarbeiter in der Pflege unterstützen und es ihnen möglich machen, sich auf die Kernkompetenzen zu konzentrieren, nämlich auf die soziale Interaktion mit den Pflegebedürftigen.

Doch damit gehen auch unzählige ethische Fragestellungen und Probleme einher, die nicht außer Acht gelassen werden sollten. Auf der einen Seite gibt es die Perspektive der Forscher, die zeigt, was alles technisch potenziell möglich ist. Auf der anderen Seite könnte diese neue Technologie ohne die kritische ethische Reflexion und Diskussion jedoch möglicherweise falsch eingesetzt werden und mehr Nachteile als Vorteile bringen. In dieser Arbeit werde ich die Pflegeroboter als neue Medientechnologie analysieren. Es soll die Forschungsfrage beantwortet werden, ob Roboter in der Pflege ethisch vertretbar sind und inwiefern die Technologie in der Praxis eingesetzt werden kann.

Dafür werde ich zunächst damit beginnen, die relevanten Begriffe zu definieren und voneinander abzugrenzen. Anschließend werde ich den aktuellen Forschungsstand wiedergeben. Im vierten Kapitel werde ich die Phasen und Probleme, die bei der Einführung eines neuen Mediums auftreten, aufzeigen. Häufig wird dieses zunächst mit vielen negativen Assoziationen verbunden, bis es allmählich akzeptiert wird. Zu Beginn der Einfuhrung eines neuen Mediums ist es zudem zunächst unklar, welche Funktion es erfüllen wird. Die gewonnenen Erkenntnisse werde ich im Anschluss auf die Technologie der Roboter beziehen.

Im darauffolgenden Kapitel werde ich die ethischen Probleme und Fragen, die diese Technologie aufwirft, identifizieren und zusammentragen. Schließlich werde ich analysieren, wie die Technologie mit diesen Problemen umgeht und abschließend ein Urteil über den möglichen Einsatz in der Praxis fällen.

Zuletzt werde ich die oben genannte Forschungsfrage noch einmal aufgreifen und im Zuge dessen ein Fazit ziehen und einen kurzen Ausblick geben.

2. Definitionen und Begriffserklärungen

Die Literatur ist sich bezüglich der Bedeutungszuschreibung der Bezeichnung „Roboter in der Pflege" nicht immer ganz einig. Einige grenzen den Begriff enger ein, andere fassen ihn weiter. Deshalb werde ich in diesem Kapitel zunächst die Begriffsherkunft der Bezeichnung Roboter erläutern und anschließend die beiden in der Literatur am häufigsten genutzten Begriffe „Roboter in der Pflege" und „Pflegeroboter" definieren und voneinander abgrenzen. In der vorliegenden der Arbeit werde ich mich inhaltlich jedoch hauptsächlich auf Pflegeroboter konzentrieren.

2.1. Roboter

Roboter stellen einen Teilbereich der Maschinen dar. So sind alle Roboter Maschinen, jedoch nicht alle Maschinen Roboter (vgl. Loh 2018, 2). Der Begriff wird von dem tschechischen Wort „robota" abgeleitet, das für Arbeit, Frondienst und Zwangsarbeit stand und wurde von dem tschechischen Dramatiker Karcl Čapek (1890-1938) geprägt. In seinem Theaterstück nutzte er den Begriff für anthropomorphe Apparaturen, die dem Menschen die Arbeit erleichtern. (vgl. Loh 2018, 3; Rusche 2018, 3)

Aufgrund dessen, dass die Roboterethik noch eine junge Wissenschaft ist und viele Disziplinen daran beteiligt sind, besteht bisher keine klare und eindeutige Definition des Begriffs „Roboter".

Nach Rusche (2018) sind Roboter „digital codierte Systeme, die mehr oder weniger räumlich abgegrenzt selbstständig definierte Aufgaben ausführen." (Rusche 2018, 4)

2.2. Pflegeroboter

Bender (2016) fasst den Begriff der Pflegeroboter treffend so zusammen:

> „Pflegeroboter unterstützen menschliche Pflegekräfte bzw. Betreuerinnen und Betreuer und stehen Pflegebedürftigen zur Verfügung. Sie bringen und reichen Kranken und Alten die benötigten Medikamente und Nahrungsmittel, helfen ihnen beim Hinlegen und Aufrichten oder alarmieren den Notdienst."[1]

In dieser Definition sind viele wichtigen Aspekte enthalten. Hinzuzufügen wäre allein noch, dass Pflegeroboter entweder teilautonom oder autonom agieren können und im Zuge dessen mit künstlicher Intelligenz (KI) ausgestattet sind (vgl. Kehl 2018, 144).

Die Bezeichnung Pflegeroboter im eigentlichen Sinne lässt darauf schließen, dass ein solcher Roboter auch dazu fähig ist, Pflegebedürftige zu waschen, zu tragen und konkrete Aufgaben der Pflege zu übernehmen, wie zum Beispiel einen Verband zu wechseln. Solche Systeme sind aber zumindest in Deutschland aktuell nicht vorhanden und haben auch in der Forschung nicht höchste Priorität, da ein solches System sehr komplex wäre und auch ethisch hoch umstritten ist. (vgl. Früh/Gasser 2018, 38)

Kreis (2018) unterscheidet bei Pflegerobotern noch einmal in Service-, Assistenz- und Unterhaltungsroboter. Servicerobeter sind dem Pflegebedürftigen dabei beim Holen und Bringen von Gegenständen dienlich, während Assistenzroboter beim Umlagern und Aufrichten des Patienten unterstützen. Unterhaltungsroboter haben schließlich die Aufgabe Menschen geistig oder körperlich anzuregen. Da Pflegeroboter häufig jedoch mehr als eine Funktion erfüllen, können sie oft mehreren dieser Kategorien zugeordnet werden. Beispielhaft kann hier der Care-O-Bot angeführt werden, der in Kapitel drei noch näher erläutert werden wird. (vgl. Kreis 2018, 215)

Birgit Graf vom Fraunhofer Institut für Produktionstechnik und Automatisierung (IPA) unterscheidet zwischen „Robotern für ältere und pflegebedürftige Menschen im Alltag" und „Robotern als Unterstützung für pflegende Personen in stationären Einrichtungen" (Ethikrat 2017, 70) Erstere können dem Begriff „Roboter in der Pflege" zugeordnet werden. Bei der zweiten Kategorie geht es vor allem um das Erleichtern von „logistischen oder hauswirtschaftlichen Fähigkeiten". Die Roboter sollen lediglich unterstützend wirken und nicht die direkte Pflege am Menschen ersetzen, da die zwischenmenschliche Interaktion technisch nicht so leicht zu reproduzieren ist. (vgl. Ethikrat 2017, 72)

---

[1] https://wirtschaftslexikon.gabler.de/definition/pflegeroboter-54138 (letzter Zugriff 12.09.2020)

Graf wendet sich daher ausdrücklich von dem Begriff des Pflegeroboters ab und spricht stattdessen von Assistenzrobotern (vgl. Ethikrat 2017, 74).

2.3. Roboter in der Pflege

Insgesamt kann der Begriff „Roboter in der Pflege" eher im weiteren Sinne verstanden werden. Auch hier greife ich wieder auf die Definition von Bendel (2016) zurück:

> „Der Begriff "Roboter in der Pflege" zielt nicht nur auf Servicecroboter, die speziell für Pflege und Betreuung entwickelt wurden, eben Pflegeroboter, sondern z.B. auch auf Reinigungs- und Transportroboter, die in diesem Bereich eingesetzt werden können."[2]

Zusätzlich werden also auch Systeme miteinbezogen, die nicht zwingend im Pflegebereich eingesetzt werden müssen, sondern die zur Unterstützung im Alltag dienen (vgl. Kreis 2018, 215). Darunter fallen zum Beispiel sogenannte Haushaltsroboter. Wird ein solcher Roboter in einem Pflegeheim eingesetzt, so fällt er zwar unter Roboter in der Pflege. Ein Pflegeroboter ist er deshalb jedoch nicht. (vgl. ebd.)

3. Aktueller Forschungsstand

Trotz des großen Aufwands, der momentan in der Forschung für Pflegeroboter betrieben wird, ist die Anzahl an verschiedenen Robotersystemen, die konkret in der Praxis in stationären Einrichtungen genutzt werden, bisher überschaubar. (vgl. Ethikrat 2017, 72; Bendel 2018a, 302)

Auf der einen Seite sind bereits Warentransportsysteme im Einsatz, die in der Lage sind, Container aus dem Lager auf die Station zu bringen. Diese müssen anschließend jedoch noch immer von dem Pflegepersonal innerhalb der Station auf die entsprechenden Räume verteilt werden.

Außerdem existieren Desinfektionsroboter, die aber streng genommen keine Roboter sind, da sie nicht autonom agieren. Zudem werden bereits an einigen Standorten sogenannte Telepräsenzroboter getestet, die die Patienten emotional anregen sollen. Beispielhaft anzuführen ist hier die Roboterrobbe Paro, die vor allem bei Interventionen mit Demenzkranken eingesetzt wird. (vgl. ebd.)

---

[2] https://wirtschaftslexikon.gabler.de/definition/pflegeroboter-54138 (letzter Zugriff 12.09.2020)

Im Bereich Roboter in der Pflege existieren bisher insbesondere Haushaltsroboter wie z.B. intelligente Staubsauger, Rasenmäher und Fensterputzer[3] Auch erste Rollatoren beziehungsweise Rollstühle, die mit Roboterarmen ausgestattet sind, sind schon vorhanden (vgl. Ethikrat 2017, 72). Schaut man sich die Verteilung des Einsatzes von Robotersystemen nach Kontinenten an, so wird deutlich, dass Haushaltsroboter besonders in Amerika weit entwickelt sind. Asien ist dagegen bei der Erforschung und dem Einsatz von Geräten für ältere und behinderte Menschen der Vorreiter. Europa ist insgesamt auf dem Markt für Roboter nicht so stark vertreten. (vgl. ebd.)

Der seit den 1990er Jahren von dem Fraunhofer Institut entwickelte Care-O-bot kann sowohl als Pflegeroboter als auch als Roboter in der Pflege eingesetzt werden. Er stellt eine Produktvision dar und soll zukünftig pflegebedürftigen Menschen bei Aufgaben im Haushalt, aber auch in Pflegeheimen unterstützend zur Seite stehen. (vgl. Ethikrat 2017, 71) So kann er unter anderem Hol- und Bring-Dienste übernehmen, also beispielsweise Getränke anreichen, oder über ein Tablet, das als Kommunikations- und Entertainmentplattform fungiert, mit Menschen interagieren (vgl. ebd.).

Mittlerweile gibt es den Care-O-Bot schon in der vierten Generation. Der Care-O-bot 3 war das erste Modell, das auch in der Praxis getestet werden konnte. Sein Äußeres ist abstrakt-humanoid gestaltet und er besitzt einen Arm, um Gegenstände anzureichen. Auf der anderen Seite ist das Tablet installiert, das zwar als Unterhaltungsplattform dient, über das im Notfall über die Notfallzentrale aber auch Hilfe angefordert werden kann. (vgl. ebd.)

4. Enkulturation einer neuer Medientechnologie

4.1. Phasen bei der Einführung neuer Medien

In der Medienwissenschaft gibt es bei der Einführung neuer Medien immer wieder die Diskussion darüber, ob das alte oder das neue Medium besser sei (vgl. Platon 1853, 55). Diese Frage ist älter, als die Disziplin der Medienwissenschaft selbst (vgl. Leschke 2003, 34).

Um also eine neue Medientechnologie, in diesem Fall die der Robotik bzw. KI, bewerten zu können, sollte man sich zunächst den Prozess der Enkulturation neuer

---

[3] https://ifr.org/downloads/press2018/Executive_Summary_WR_Service_Robots_2019.pdf (letzter Zugriff 12.09.2020)

Medientechnologien bewusst machen.

Der Begriff der Enkulturation meint „das Erlernen der kulturellen Lebensform bzw. den Erwerb kultureller Basisfähigkeiten." (Raithel/Dollinger/Hörmann 2009, 59) Es bezeichnet den Vorgang des Hineinwachsens oder Aneignens von Kultur (vgl. Wurzbacher 1963, 15).

Demnach beschreibt die Enkulturation neuer Medien die Art und Weise, wie neue Medien in die Gesellschaft eingeführt und integriert werden. Sie wird auch als Phase der primären Intermedialität bezeichnet (vgl. Leschke 2003, 46).

Neue Medientechnologien durchlaufen nach der Einführung immer dieselben Phasen, bis sie schließlich etabliert sind und ihren Platz gefunden haben. Diese beiden Phasen sind von ganz unterschiedlichen, aber immer gleichen Strömungen und Argumentationsmustern geprägt. Während die erste hauptsächlich durch Euphorie gekennzeichnet ist, werden in der zweiten Phase vorrangig apokalyptische Vorstellungen mit dem neuen Medium verbunden. (vgl. Leschke 2003, 70)

4.1.1. Einführungsphase

In der Einführungsphase wird das neue Medium entwickelt und setzt sich anschließend erst einmal nur bei einer begrenzten Gruppe an Menschen durch. Diese Gruppe besteht aus medientechnologischen Eliten, wie beispielsweise Bastlern, Technikern und Ingenieuren, die sich für das neue Medium begeistern und an den technischen Aspekten interessiert sind. Sie sind dem neuen Medium gegenüber euphorisch und haben überzogenen Erwartungen an seine Funktionalität. (vgl. Leschke 2003, 70)

Jede Medientechnik hat sogenannte soziale Träger, die sich mit dem Medium identifizieren und sich für dessen Etablierung einsetzen. In der Einführungsphase sind die medientechnologischen Eliten die sozialen Träger des Mediums auf technischer Ebene.

4.1.2. Etablierungsphase

In der Etablierungsphase, die den Übergang zum Massenmedium kennzeichnet, findet sich eine soziale Schicht, die sich mit dem neuen Medium identifiziert und versucht, sich die Definitionsmacht des Mediums zu sichern. Gleichzeitig kämpfen soziale Träger bestehender Medien auf kultureller Ebene darum, bestehende Strukturen zu erhalten und sich die soziale Definitionsmacht zu sichern, da sie sich von dem neuen Medium bedroht fühlen. Dafür zögern sich auch nicht davor, das neue Medium zu diskreditieren und zu beschimpfen.

Es besteht die Angst, dass die neuen sozialen Träger es schaffen, das Medium in der Gesellschaft zu etablieren und dem alten einen weniger bedeutenden Platz zuzuweisen. (vgl. Leschke 2003, 70) Aus der Konkurrenzsituation entstehen Verlustängste und apokalyptische Vorstellungen.

Die Phase der primären Intermedialität macht aus, dass neue und alte Medien anhand bestimmter Kriterien miteinander verglichen werden. Dies hat den Hintergrund, dass man versucht, sich das Unbekannte durch bereits Bestehendes anzueignen. (vgl. Leschke 2003, 35) In der Regel schneidet das neue Medium dabei schlechter ab und „erscheint gegenüber [...] [dem alten Medium] „defizitär" (Leschke 2003, 34).

Zum Ende der Etablierungsphase ist das Medium in die Gesellschaft integriert und hat bereits seine sozio-kulturelle Form gefunden (vgl. Leschke 2003, 70).

Zugleich existieren in dieser ersten Phase der Entwicklung, Einführung und gesellschaftlichen Etablierung des Mediums jedoch noch kaum fundierte wissenschaftliche Erkenntnisse über Einsatz und Funktionsweise des neuen Mediums (vgl. Leschke 2003, 71).

4.2. Akzeptanz von Robotern als neuer Medientechnologie

Nun ist die Technologie der Robotik und KI kein neues Medium, dass eingeführt wird, sondern nur eine neue Technologie. Die Dialektik der Euphorie und Apokalypse tritt jedoch auch schon bei vergleichsweise geringen Änderungen auf. Wichtig ist nur, dass es das Potenzial hat, soziale und kulturelle Bedeutung zu erlangen und dies trifft auf Künstliche Systeme zweifellos zu. (vgl. Leschke 2003, 35)

Meiner Ansicht nach befindet sich die Technologie gerade in der Etablierungsphase. Wie in Kapitel drei beschrieben, sind viele Roboter noch Prototypen und werden bisher hauptsächlich in ausgewählten Pflegeeinrichtungen zur Probe eingesetzt. Andere Robotersysteme wie intelligente Haushaltsroboter werden jedoch schon von Privatpersonen genutzt. In der Einführungsphase waren die Entwickler der Roboter die sozialen Träger der Technologie. Diese möchten natürlich einerseits ihre Produkte auf den Markt bringen, andererseits sind sie jedoch auch selbst von den Vorteilen der Technologie überzeugt.

Mittlerweile sind die Systeme vor allem durch die Berichterstattung in den klassischen

Medien einem größeren Kreis an Personen bekannt. Es sind jedoch bisher wenige Menschen in direkten Kontakt mit einem autonomen Pflegeroboter gekommen.

In der Phase der primären Intermedialität findet normalerweise ein intermedialer Vergleich, also ein Vergleich zwischen zwei Medien statt. In diesem Fall wird jedoch der Mensch der Maschine gegenübergestellt.

Der Mensch befürchtet, dass er ersetzt wird und die Maschine ihn überbietet. Laut einer Studie der British Association (2017) mit mehr als 2000 Teilnehmern gaben 60 Prozent der Befragten an, dass durch den Einsatz von Robotern mit KI-Systemen in zehn Jahren weniger Arbeitsplätze zur Verfügung stehen werden.[4] Neben dem Konkurrenzdruck hat der Mensch außerdem Angst vor Kontrollverlust, da er diese neue, eigenständig denkende Maschine noch nicht einschätzen kann. Der Studie zufolge sind 36 Prozent der Überzeugung, dass die Entwicklung von intelligenten Systemen „eine Bedrohung für das langfristige Überleben der Menschen darstelle" (ebd).

In Japan sind Roboter anders als in Deutschland dagegen schon viel mehr etabliert und werden insgesamt viel positiver gesehen. Dies könnte darin begründet sein, dass die Japaner Mensch und Maschine nicht so stark voneinander abgrenzen, da dort nicht nur Menschen und Tiere beseelt sind. (vgl. Ethikrat 2017, 92)

Das Ergebnis einer Online-Befragung in Deutschland aus dem Jahr 2017 mit etwa 1000 Personen hat gezeigt, dass das Vertrauen in künstliche Systeme noch sehr gering ist. Auf eine Diagnose allein durch einen Computer würden sich nur 12 Prozent der Befragten verlassen (s. Abb. 1). Wenn ein Arzt diese zusätzlich bestätigt, würden immerhin 60 Prozent der Befragten dem Befund vertrauen. Der Online-Studie zufolge würden sich nur etwa 20 Prozent der Befragten darauf einlassen, von einem Pflegeroboter am Krankenbett versorgt zu werden.[5]

Als Gründe, dafür dass viele Menschen eher reserviert auf solche Vorstellungen reagieren werden die Aufgabe der Privatsphäre und der Verlust der Selbstbestimmung genannt (vgl. Ethikrat 2017, 86). Pfaffenberger (1992) fasst alle diese Punkte noch einmal treffend zusammen:

> „Like texts, the technological processes and artifacts generated by technological regularization are subject to multiple interpretations, in which the dominating discourse may be challenged tacitly or openly. I call such challenges *technological adjustment* or *technological reconstitution*. In technological adjustment, impact constituencies – the people who lose when a new production

---

[4] https://www.britishscienceassociation.org/news/rise-of-artificial-intelligence-is-a-threat-to-humanity (letzter Zugriff 12.09.2020)
[5] https://www.bearingpoint.com/de-de/unser-erfolg/insights/smarte-gesundheit-2017/ (letzter Zugriff 12.09.2020)

process or artifact is introduced – engage in strategies to compensate the loss of self-esteem, social prestige, and social power caused by the technology." (Pfaffenberger 1992, 506)

Er macht deutlich, dass eine technologische Umstrukturierung und Anpassung der Menschen in Bezug auf sich selbst erforderlich sind, um mit der technologischen Neuerung umgehen zu können.

Lustigerweise haben diejenigen, die schon konkret mit der Technik in Berührung gekommen sind, also die älteren und pflegebedürftigen Menschen in Pflegeeinrichtungen, tatsächlich weniger Hemmungen davor, die Technik zu nutzen als anzunehmen ist. Für sie ist der Gewinn, den sie dadurch erzielen können, höher als die Angst vor der neuen Technik. (vgl. Ethikrat 2017, 92) Außerdem haben Roboter einen Unterhaltungswert, der für ältere Menschen nicht unerheblich ist. Von demenzerkrankten Personen können Roboter sogar gegenüber einer menschlichen Pflegekraft bevorzugt werden, da sie keine Emotionen zeigen, die sie irritieren könnten. Sie haben durch Roboter zudem weniger das Gefühl bevormundet zu werden. (vgl. Ethikrat 2017, 81)

5. Identifikation ethischer Probleme

In diesem Kapitel soll es darum gehen, herauszufinden, mit welchen ethischen Problemen intelligente Robotersysteme in der Pflege konfrontiert sind. Dabei spielt beispielsweise die Frage eine Rolle, inwiefern sich die Zwischenschaltung von Maschinen auf soziale Fähigkeiten und Bindungen auswirkt. (vgl. Ethikrat 2017, 80)

Wichtig ist auch spielt auch die Betrachtung der Maschinenethik. Dabei geht es im Kern darum, ob Robotersysteme vollautonom agieren können sollen, d.h. über eigene Werte und Modelle verfügen sollen und sich im Notfall auch Anweisungen widersetzen können sollen oder nur die ihnen aufgetragenen Aufgaben erledigen sollen. Weitere Themen sind Aspekte wie Datenschutz und Verantwortung. (vgl. Kreis 2018, 214)

Auch der Vorwurf menschlicher Täuschung und die Nichtbeachtung der Menschenwürde wirft Fragen auf, die sich nicht so leicht beantworten lassen (vgl. ebd., 215).

Im Folgenden werde ich versuchen, die auftretenden Probleme zusammenzutragen und zu kategorisieren. Dies ist nötig, um anschließend im nächsten Kapitel den Fokus darauf legen zu können, wie die künstlichen Systeme versuchen, die genannten Probleme zu umgehen oder aufzulösen.

5.1. Autonomie von Pflegerobotern

Beschäftigt man sich mit ethischen Problemen bei Robotern in der Pflege, so stößt man gleich auf die Frage, ob Roboter autonom agieren dürfen sollen bzw. wie hoch der Grad an Autonomie der Maschinen sein darf. Die Roboterethik als Teilbereich der Maschinenethik interessiert sich für ebensolche Aspekte, die teilautonome und autonome Maschinen betreffen, da diese die Möglichkeit haben, eigenständig Entscheidungen zu treffen und Handlungen zu vollziehen (vgl. Bendel 2018a, 301).

Zunächst stellt die Frage (1), ob Pflegeroboter über moralische Fähigkeiten verfügen sollten und wenn ja, über welche und in welchem Umfang (vgl. Bendel 2018a, 309). Das Problem dabei liegt darin, dass Roboter nur rational entscheiden können und moralische Entscheidungen immer auch emotionale Komponenten beinhalten.

Eine weitere maschinenethische Frage (2) beschäftigt sich damit, ob Roboter starren Regeln (Pflichtethik) folgen sollen oder auch die Folgen ihres Handelns (Folgenethik) abwägen können sollen (vgl. ebd.). Dies ist deshalb ein Problem, da festgelegte Regeln nicht auf alle Lebenssituationen passen und daher nicht immer zu einem zufriedenstellenden Ergebnis führen bzw. sogar im Extremfall negative Auswirkungen haben können. Andererseits haben Regeln den Vorteil, dass sie sowohl dem Hersteller als auch dem Patienten Sicherheit verleihen können. (vgl. ebd., 9f.)

Wie eingangs schon erwähnt ist die Frage nach dem Grad der Autonomie (3) von Robotern in der Pflege eine elementare. Gerade diese Roboter können diese immer nur in Zusammenarbeit mit dem Pflegepersonal eingesetzt werden und dieses nicht vollständig ersetzen, da die Arbeit am Menschen nicht rein maschinell erledigt werden sollte. Dennoch muss sich damit auseinandergesetzt werden, welche Aufgaben die Maschine allein erledigen darf und welche besser von einer menschlichen Pflegekraft übernommen werden sollten. (vgl. Bendel 2018a, 310)

Es stellt sich außerdem die Frage (4), inwieweit die Maschine auf die individuellen Bedürfnisse der Pflegebedürftigen eingehen soll. Dabei ist es problematisch, dass die Voraussetzung dafür sein muss, dass die Maschine die persönlichen Daten der Patienten sammelt und analysiert. Dies ist aus Sicht des Datenschutzes kritisch zu betrachten. (vgl. Bendel 2018a, 311)

Daran anschließend muss hinterfragt werden, wie man mit dem Problem umgeht, dass Roboter aufgrund ihrer maschinellen Beschaffenheit häufig mit der Verunsicherung und Angst der Patienten überfordert sind (5). (vgl. Bekey 2012, 23) Roboter können zwar prinzipiell Angst durch Mimikerkennung bemerken, sie jedoch nicht nachvollziehen. Ohne sich in sein Gegenüber hineinversetzen zu können, gestaltet es sich schwierig, ihm die Angst zu nehmen. (vgl. Bendel 2018a, 311)

Eine Situation, die immer wieder zu Problemen führt, sind Dilemmata (6). Beispielsweise kann es passieren, dass mehrere Personen zur gleichen Zeit Pflege benötigen (vgl. ebd.). Menschen können intuitiv entscheiden, welcher Patient gerade dringender versorgt werden muss. Roboter dagegen werden im schlimmsten Fall entscheidungsunfähig, da sie nicht wissen, nach welchen Kriterien sie die Situation beurteilen sollen. (vgl. Bendel 2018a, 312)

5.2. Wegfall menschlicher Arbeitskräfte und Fähigkeiten

Neben der in Kapitel 5.1. genannten Maschinenethik gibt es außerdem sogenannte Bereichsethiken, die sich eher mit den Folgen eines Einsatzes von Robotern aus der Perspektive eines mehr oder weniger klar abgegrenzten Fachbereichs, wie beispielsweise Informatik, Technik, Medizin oder Wirtschaftsethik, auseinandersetzen. Mit ebensolchen Fragen werde ich mich nun befassen. (vgl. Bendel 2018b, 199)

Der große Vorteil von Robotern in der Pflege ist, dass sie menschliche Pflegekräfte unterstützen können und so die Lücke an Personal, die in Pflegeberufen herrscht, geschlossen oder zumindest minimiert werden kann. Auf lange Sicht werden autonome Systeme den Menschen in bestimmten Berufen sogar verdrängen (vgl. Ethikrat 2017, 80). Noch ist der Entwicklungsstand und die Forschung im Pflegebereich noch nicht so weit, aber schon jetzt wird deutlich, dass Robotersysteme einen Teil der Arbeit übernehmen können.

Doch damit geht die Frage einher, ob und wenn ja welche Fähigkeiten und sozialen Bindungen im Zuge dessen verloren gehen (vgl. ebd.) Eine Eigenschaft, die den menschlichen Pfleger ausmacht, wäre beispielsweise das sich um andere Sorgen. Entzieht man Patienten außerdem den seelischen Ansprechpartner, der nachgewiesener Weise tatsächlich zum Heilungsprozess beiträgt, würde ein großes Stück Menschlichkeit verloren gehen. (vgl. Ethikrat 2017, 83; Bendel 2018a, 316)

Zudem wird insbesondere Servicerobotern wie dem Care-O-bot vorgeworfen, dass sie den Effekt von Isolation und Ausgrenzung verstärken, unter dem ältere pflegebedürftige Menschen häufig sowieso schon leiden (vgl. Kreis 2018, 218).

Außerdem bleibt offen, ob von der gewonnenen Zeit, die durch den Einsatz von Robotern in der Pflege entsteht, tatsächlich die Patienten profitieren. Wenn stattdessen einer

Pflegekraft mehr Pflegebedürftige zugeteilt werden oder die gleiche Zahl von Pflegebedürftigen von weniger Pflegekräften versorgt werden muss, ist die Arbeit zwar ökonomisch gesehen effizienter, aber keiner der Beteiligten erlangt dadurch einen Vorteil (vgl. Sparrow/Sparrow 2006, 143). Es führt stattdessen zu einer weiteren Reduzierung des Kontakts zwischen Pflegekräften und Patienten (vgl. Kreis 2018, 219).

Es stellt sich auch die Frage, inwieweit eine technische Abhängigkeit der Menschen von den Maschinen entsteht. Zunächst in der Hinsicht, dass das menschliche Personal bei einem Ausfall der Technik nicht in der Lage sein wird ihre Aufgaben adäquat zu erledigen. Zum zweiten, dass die Maschinen sich selbst weiterentwickeln, sodass der Prozess des Ablaufs von Arbeitsschritten nicht mehr nachvollzogen werden kann.

Dies führt wiederum zu dem Dilemma, dass Roboter ursprünglich ausschließlich dafür geschaffen wurden, um die Autonomie der Menschen sicherzustellen. Nun würde dies jedoch dazu führen, dass die Autonomie der Roboter, die der Menschen übersteigt. (vgl. ebd.) Im Kern führt diese Diskussion wieder auf die Grundfrage zurück, die darin besteht, dass entschieden werden muss, ob die Leistungsfähigkeit der intelligenten Maschinen beschränkt werden sollte oder nicht. (vgl. Ethikrat 2017, 81)

5.3. Privatsphäre, Datenschutz, Verantwortung

Im Bereich der Privatsphäre und des Datenschutzes treten bei Robotern in der Pflege einige ethische Probleme auf, die nicht von der Hand zu weisen sind. Das Thema spielt momentan in der öffentlichen Debatte eine große Rolle.

Bei Robotern in der Pflege bzw. vor allem Servicerobotern besteht die Problematik, dass diese häufig mit Kameras ausgestattet sind, um sich in der Umgebung zurecht zu finden. Gleichzeitig haben sie dadurch jedoch die Möglichkeit Daten von Patienten zu sammeln. Sie treffen zudem häufig Menschen in intimen Situationen an. Die Patienten haben oft sichtbare Beeinträchtigen oder Krankheiten und präsentieren sich anders als im öffentlichen Raum. Deshalb besteht dort die Befürchtung, dass Daten von bedürftigen Personen aufgezeichnet werden, die nicht für die Öffentlichkeit bestimmt sind. (vgl. Bendel 2018a, 315; Kreis 2018, 217) Daher stellt sich die Frage, ob überhaupt in irgendeiner Weise Privatsphäre entstehen kann, wenn jeder Schritt ständig überwacht wird und ob das ständige Aufzeichnen durch eine höhere Pflegequalität gerechtfertigt werden kann (vgl. Kreis 2018, 217).

Die größte Frage besteht darin, wie man mit dem Sammeln der Pflegeroboter von personenbezogenen Daten umgeht (vgl. Bendel 2018a, 315).

Da es sich um streng vertrauliche Daten handelt, sollte dafür gesorgt werden, dass diese Informationen nicht an Krankenkassen, Roboterhersteller oder an den Staat weitergeleitet werden. Aufgrund der Tatsache, dass die Nachfrage nach sensiblen Gesundheitsdaten besonders hoch, besteht außerdem das Risiko, dass diese Daten gehackt werden könnten und so in die falschen Hände geraten.

Ein weiteres potenzielles Problem könnte in Zukunft auftreten, wenn durch das Sammeln von Daten der Mensch als individuelles Wesen in den Hintergrund rückt und ausschließlich als Träger von Daten interessant ist (vgl. Ethikrat 2017, 83).

Geht es nun um die rechtliche Frage, so ist zu klären, wer die Verantwortung dafür trägt, dass ein Roboter einen Fehler macht, defekt ist oder eine falsche Entscheidung trifft (vgl. Bendel 2018a, 314). Es ist auch zu prüfen, ob und welche Verantwortung der Roboter selbst tragen kann, besonders mit Blick auf eigenständiges Handeln und das Treffen von selbständigen Entscheidungen.

5.4. Achtung der Menschenwürde

Es ist zwar die Aufgabe von Pflegerobotern hilfsbedürftige Personen zu unterstützen, doch es besteht die Gefahr, dass sie die Autonomie der Patienten unterlaufen und ihnen damit die Möglichkeit nehmen, Dinge selbstständig zu erledigen.

Auf diese Weise könnten sie wichtige geistige Fähigkeiten abbauen. Es kann außerdem auch zu den Ritualen von älteren, pflegebedürftigen Menschen gehören, bestimmte Medikamente zu bestimmten Zeiten einzunehmen und dies im Voraus zu planen. (vgl. Ethikrat 2017, 93)

Es ist auch zu überprüfen, ob Roboter dazu beitragen, die Scham, die man vor Menschen hat, zu nehmen oder ob durch Roboter möglicherweise neue Scham entsteht? (vgl. Bendel 2018a, 315) Vermutlich ist es so, dass es erstmal weniger mit Scham besetzt ist, sich von einem Roboter nackt zu zeigen als vor einem menschlichen Pfleger. Allerdings könnte die nicht unbegründete Angst entstehen, dass der Roboter möglicherweise durch die vorhandenen Kameras Aufzeichnungen macht. (vgl. Bendel 2018a, 316)

Bei Unterhaltungsrobotern, die nicht vollautonom agieren können, sondern nur durch die Zwischenschaltung einer Pflegekraft, die den Roboter steuert, entsteht das Problem verdeckter Adressaten. Dies ist aus mehrerlei Gründen ethisch nicht unumstritten. Das

Problem daran ist einerseits, dass kein direkter Kontakt zwischen den pflegebedürftigen Personen und den Pflegekräften zu Stande kommt. Bei an Demenz erkrankten Menschen ist es zudem noch problematischer, da ihnen möglicherweise nicht einmal bewusst ist, dass sich hinter dem Roboter eine menschliche Person verbirgt. (vgl. Kreis 2018, 219f.) Dies ist auch dann nicht wünschenswert, wenn sich die Lebensqualität der betroffenen Person dadurch verbessert, da die meisten Menschen das Bedürfnis haben, den Kontakt zur Realität nicht zu verlieren. (vgl. Kreis 2018, 220f.)

Doch auch und gerade vollautonome humanoide oder tierähnliche Unterhaltungs- oder Assistenzroboter rufen große ethische Probleme hervor. Ein Beispiel dafür ist die Kuschelrobbe Paro, die mittels Sensoren auf Berührungen reagiert. Durch sein niedliches Aussehen, dass an ein Kuscheltier erinnert, soll die Roboterrobbe Paro besonders bei an Demenz erkrankten Menschen Emotionen hervorrufen. Vor allem demenzkranke Menschen könnten Paro für ein echtes Tier halten. Da Roboter jedoch naturgemäß keine Möglichkeit haben, authentische Emotionen auszudrücken, werden die Patienten durch das Aussehen und Verhalten des Roboters getäuscht. (vgl. Kreis 2018, 222f.)

Hierbei besteht die Angst, dass Menschen eine emotionale Bindung zu dem Roboter aufbauen. Dies kann zu Problemen führen, spätestens dann, wenn der Roboter dem Patienten wieder weggenommen wird oder allgemein die sozialen Fähigkeiten des Menschen mindern. (vgl. Bendel 2018a, 313)

Aber auch bei Pflegerobotern i.e.S., die bei der Pflege direkten Kontakt mit Menschen haben, also zum Beispiel Patienten drehen oder waschen, gibt es große ethische Einwände. Auch hier wird argumentiert, dass der Wegfall des menschlichen Kontakts zu sozialer Isolation und Vereinsamung führen wird. (vgl. ebd., 223) Darüber hinaus wird jedoch kritisiert, dass Patienten auf diese Weise zu Objekten degradiert werden würden. Diese Annahme basiert darauf, dass sie wie Gegenstände behandelt werden würden und ihre Würde übergangen werden würde. (vgl. Von Stösser 2011, 5)

6. Umgang der Roboter mit den genannten Problemen und Einsatzfähigkeit

6.1. Umgang mit Autonomie

In den vorangegangenen Kapiteln habe ich nun die Grundlage geschaffen, um die Robotik als neue Medientechnologie einordnen und beurteilen zu können.

Mit dem Problem des Treffens von moralischen Entscheidungen (1) können Roboter einfach nicht zurechtkommen. Bei Entscheidungen über Leben und Tod wird er sich immer wieder in Dilemmasituationen verstricken. Deshalb kann der Roboter in letzter Konsequenz nur über einfache moralische Entscheidungen selbst verfügen, wie zum Beispiel einen Patienten füttern oder streicheln. Hierbei ist jedoch zu fragen, ob dies überhaupt schon moralische Entscheidungen darstellen. (vgl. Bendel 2018a, 309) Bei schwierigeren Situationen sollten nach wie vor menschliche Pflegekräfte in der letzten Instanz die Entscheidung treffen.

Die Frage danach, ob Roter festen Regeln folgen sollten (2), hängt zunächst von den technischen Möglichkeiten ab. Einem Roboter einfache Regeln beizubringen, denen er Folge leisten soll, ist viel einfacher als ihm beizubringen, die Folgen seiner Entscheidungen zu beurteilen. (vgl. ebd.) Wenn er sein Handeln schon im Vorhinein abschätzen können soll, benötigt er dafür wiederum Regeln und Kriterien, damit er weiß, welcher Fall nicht eintreten soll. Selbst, wenn er aus Fehlentscheidungen lernt, können diese im Pflegebereich schlimme Folgen nach sich ziehen. Deshalb bin ich der Meinung, dass dem Einsatz selbstlernender Roboter im Pflegebereich noch zu viele Risikofaktoren im Weg stehen.

Auch bei der Problematik der Autonomie (3) ist wieder zu fragen, welche Aufgaben für eine Maschine überhaupt technisch machbar sind und welche nicht. Bei einem autonom handelnden Roboter könnte man einen Notfallschalter integrieren, um die Maschine in Extremsituationen ausschalten zu können. Doch auch hier stellt sich dann wieder die Frage, wer die Berechtigung dazu haben sollte, die Maschine in welchem Fall zurückzurufen. (vgl. Bendel 2018a, 310) Deshalb finde ich einen solchen Notfallschalter nicht praktikabel. Es sollte von Vornherein festgelegt werden, welche Aufgaben ein Roboter übernehmen darf. Wenn man sich nicht sicher ist, dass er das Richtige tut, sollte lieber ganz auf autonome Roboter in diesem speziellen Einsatzbereich verzichtet werden. Weiterhin ging es um die Vorstellung, dass der Roboter auf die individuellen Bedürfnisse der Patienten eingehen sollte (4), während gleichzeitig aber die Problematik des

Datenschutzes durch die Notwendigkeit des Sammelns individueller Daten besteht. Dabei kann versucht werden einen Roboter zu entwickeln, der individuell durch sein Verhalten, aber auch durch die Interaktion und Kommunikation mit den Pflegebedürftigen auf sie eingeht. Dies ist jedoch nur möglich, wenn die gesammelten persönlichen Daten nur für einen kurzen Zeitraum gespeichert und anschließend automatisch gelöscht werden. (vgl. Bendel 2018a, 311) Natürlich hat der Roboter dann nicht die Möglichkeit, aus dem Verhalten der Pflegebedürftigen über einen längeren Zeitraum zu lernen und sein Handeln entsprechend an ihre Bedürfnisse anzupassen. Es müssen jedoch Prioritäten gesetzt werden. Der Zeitraum kann zwar modifiziert werden, sollte aber sorgsam ausgewählt werden.

Bezüglich der Problematik des Angstnehmens (5) kann dem Pflegeroboter zwar beigebracht werden zum Beispiel den Arzt oder den Pfleger zu zitieren als eine Art autoritäres Argument oder als Wissensbasis. Dies muss aber nicht notwendigerweise helfen, es könnte sogar den gegenteiligen Effekt haben und noch mehr Ängste schüren. Deshalb sollte bei Aufgaben, bei denen die zwischenmenschliche Beziehung im Vordergrund steht, immer der Mensch die Oberhand haben. (vgl. Bendel 2018a, 312)

Die Herausforderung der Dilemmasituationen ist schwierig zu umgehen. Dem Roboter kann zwar das Triage-Prinzip beigebracht werden. Dieses sagt aus, dass er bei drei Fällen den mittelschweren Fall behandelt, da der leichte sich selbst helfen kann und der schwere Fall aussichtslos ist. Doch dieses Prinzip ist moralisch gesehen höchst bedenklich. (vgl. Bendel 2018a, 312)

6.2. Umgang mit dem Wegfall menschlicher Pflegekräfte und Fähigkeiten

Mit der Befürchtung, dass das Pflegepersonal durch Roboter ersetzt werden wird und es dadurch zu einem Kontaktverlust und einer Verarmung sozialer Beziehungen kommen wird, kann so umgegangen werden, dass Roboter nur als Assistenzsysteme oder nur für bestimmte Zeiträume eingesetzt werden. Wenn der Roboter in Momenten zum Einsatz kommt, in denen das Personal gerade sowieso nicht mit den pflegebedürftigen Personen interagiert, schafft es sogar für beide Vorteile. Wenn sie richtig eingesetzt werden, können sie sogar „soziale Kontakte vertiefen und Phasen zwischenmenschlichen Austauschs verlängern" (Kreis 2018, 219). Damit ist gemeint, dass zum Beispiel Unterhaltungsroboter als Vermittler zwischen der Pflegekraft und der pflegebedürftigen Person genutzt werden.

Die Angst davor, dass Arbeitsplätze wegfallen könnten, ist nicht unbegründet. Nach dem momentanen Stand werden es jedoch zunächst einmal vorrangig Assistenz- und Logistiktätigkeiten sein. Durch den bestehenden Fachkräftemangel wird der Zugang zu einem Pflegeberuf zudem noch immer niedrigschwellig sein.

Man könnte auch den Robotern beibringen den Pflegekräften den Vorrang zu lassen, wenn beide über die gleichen Kompetenzen verfügen. So könnte der Arbeitsplatz der Pflegekraft sichergestellt werden. Doch sicherlich wäre ein solches Vorgehen aus Effizienzgründen wenig sinnvoll. (vgl. Bendel 2018a, 316)

Die Abhängigkeit von technischen Systemen besteht nicht nur in Bezug auf Pflegeroboter, sondern hat bereits viele Bereiche unseres Alltags durchdrungen. Dieser Prozess der Digitalisierung wird wohl auch nicht mehr aufzuhalten sein. Ob wir uns zusätzlich auch von selbstlernenden Systemen abhängig machen wollen, ist eine Frage, die nicht leicht zu beantworten ist.

6.3. Umgang mit Privatsphäre, Datenschutz, Verantwortung

Beim Thema Datenschutz besteht, wie schon angedeutet, die einzige Möglichkeit darin, nur die Daten zu erheben, die auch wirklich notwendig sind und diese nur so lange zu speichern, wie es nötig ist. Dies kann jedoch nur sichergestellt werden, wenn dies für alle autonomen Systeme gleichermaßen gilt, da Roboter auch mit anderen Robotern kommunizieren und Daten austauschen. (vgl. Bendel 2018a, 315)

In Zukunft könnte dieser Gesichtspunkt zudem an Bedeutung verlieren, da diese Bedenken häufig zu Beginn einer neuen Medientechnologie geäußert werden. Sobald der Alltag mit elektronischen Daten zu einer neuen Realität geworden ist, werden es auch weniger Menschen hinterfragen. Dieser unreflektierte Umgang mit Daten ist beispielsweise schon heute in Japan zu sehen (vgl. Ethikrat 2017, 92).

Die Frage danach, wer die Verantwortung für etwaige Fehler des Roboters trägt, lässt sich leichter bei Robotern klären, die nach festgelegten Regeln arbeiten als bei selbstlernenden Systemen (vgl. ebd., 9f). Doch auch bei teilautonomen und autonomen Systemen haftet zunächst der Hersteller (vgl. Ethikrat 2017, 90). Danach wird die gesamte „Wertschöpfungskette" überprüft. Der Patient hat jedoch wenig Einfluss auf die Funktionsweise des Roboters und ist deshalb auch am wenigsten für etwaige Fehler verantwortlich. (vgl. Bendel 2018a, 315)

Man könnte jedoch auch so argumentieren, dass an dem Roboter, wenn er keine Verantwortung für sein eigenes Verhalten tragen kann, Einschränkungen bei selbstständigen Entscheidungen und Handlungen vorgenommen werden sollten. (vgl. Bendel 2018a, 315) Roboter sollten zumindest nur dann über derartige Funktionen verfügen dürfen, wenn sie gelernt haben, die Folgen ihres Handelns nahezu vollständig abschätzen zu können.

6.4. Umgang mit der Achtung der Menschenwürde

Die Scham, die einige Patienten vor Robotern haben, könnte so aufgelöst werden, dass man Robotern beibringt, sich in intimen Situationen wegzudrehen. Eventuelle Unregelmäßigkeiten und Krankheiten blieben so natürlich unentdeckt. Ein weiteres Problem kommt bei der Pflege durch Roboter an intimen Stellen noch hinzu. Roboter könnten dort nicht vorsichtig genug sein und Menschen auf diese Weise verletzen. Auch ist danach zu fragen, wie gründlich ein Roboter bei dem Waschen solcher schwierigen Stellen sein kann. (vgl. Bendel 2018a, 316) Letztlich bleibt doch wieder nur die Möglichkeit, die Arbeit durch eine menschliche Pflegekraft auszuführen, solange diese Fragen noch nicht abschließend geklärt sind.

Um das Problem der Täuschung über die Natur des Roboters bei humanoiden oder tierähnlichen Robotern zu lösen, könnte man dazu übergehen, dass der Roboter vor der Interaktion mit der pflegebedürftigen Person betont, dass er nicht lebendig bzw. ein Roboter ist. (vgl. Bendel 2018a, 313) Damit diese Illusionen und Verfremdungseffekte gar nicht erst auftreten, könnten Roboter erschaffen werden, die sich absichtlich anders als Menschen oder Tiere verhalten oder auch eine andere Gestalt haben. Natürlich könnten so nicht die gleichen Effekte erzielt werden, da abstrakte Roboter weniger Emotionen auslösen als ein süßes Robbenbaby. Trotzdem sollten diese Telepräsenzroboter nicht eingesetzt werden, wenn nicht eindeutig geklärt ist, dass sich alle Anwesenden seiner Natur bewusst sind. Denn selbst, wenn der Unterhaltungsroboter darauf hinweist, dass er nicht lebendig ist, könnten Personen mit Alzheimer diese Information nach ein paar Minuten schon wieder vergessen haben.

Das Problem kann nur dadurch umgangen werden, dass zusätzlich eine Pflegekraft anwesend ist, die mit der pflegebedürftigen Person interagiert. Der Telepräsenzroboter fungiert in dieser Konstellation dann nur als „Gefühlsübermittler", der Erinnerungen beispielsweise an frühere Haustiere auslösen kann. Über diese spricht der Patient dann anschließend weiterhin mit der Pflegekraft. Dies kann hilfreich sein, um besonders verschlossene Patienten dazu anzuregen, sich zu öffnen und sich über Gedanken und Emotionen auszutauschen.

Dazu passt die Problematik der Täuschung und verdeckter Adressaten durch das Kommunizieren mit Patienten über ferngesteuerte Robotertiere. Eine kurze Täuschung bzw. das Abtauchen in eine andere, fiktive Welt können in Ordnung und sogar reizvoll sein, solange es nicht permanent ist. Menschen nutzen Unterhaltung im Alltag, wie zum Beispiel Fernsehen, auch um kurzfristig der Realität zu entfliehen. Damit löst sich jedoch noch nicht das Problem der verdeckten Adressaten. Dieses kann nur gelöst werden, indem sich die Pflegekraft und der Roboter zusammen mit der pflegebedürftigen Person in einem Raum befinden. (vgl. Kreis 2018, 221)

Die Kritik daran, dass pflegebedürftige Menschen als Objekte degradiert werden würden, kann ich nicht vollständig nachvollziehen. Der Grund dafür, dass pflegebedürftige Menschen nicht menschenwürdig behandelt werden, muss nämlich nicht zwingend an dem Roboter liegen. Ein solches menschenverachtendes Verhalten kann auch zwischen zwei Menschen auftreten. Außerdem kann ein Roboter dazu beitragen, dass der pflegebedürftige Mensch bestimmte Tätigkeiten, wie das Waschen seines Körpers, mit Hilfe des Roboters selbstständig ausführen kann. Dadurch fühlt er sich, im Gegenteil, eher weniger als ein Objekt und auf diese Weise kann auch seine Privatsphäre gewährleistet werden. Durch die Autonomie der Roboter erhöht sich also in der Regel auch die Autonomie der Menschen, wenn der Roboter an den richtigen Stellen eingesetzt wird. Natürlich muss der Roboter einige Entscheidungen für den Patienten treffen. Doch das nehmen Patienten häufig lieber in Kauf, da sie es bevorzugen auf einen Roboter als auf einen anderen Menschen angewiesen zu sein. (vgl. Kreis 2018, 225)

7. Fazit

Abschließend möchte ich meine Forschungsergebnisse zusammenfassen. Nachdem ich mich zunächst die Begriffe „Roboter", „Pflegeroboter" und „Roboter in der Pflege" definiert habe und anschließend den aktuellen Forschungsstand wiedergegeben habe, folgte anschließend die Beschäftigung mit der Enkulturation einer neuen Medientechnologie. Dort habe ich herausgefunden, dass die Einführung neuer Medien immer nach den gleichen Regeln abläuft. In der Einführungsphase wird das neue Medium von den medientechnologischen Eliten hoch gelobt und es wird seiner Etablierung euphorisch entgegengeblickt, während sich in der Etablierungsphase aus Angst vor der Konkurrenz vorrangig apokalyptische Stimmen der sozialen Träger bestehender Medien durchsetzen. Im Anschluss habe ich diese Erkenntnisse auf die Technologie der Roboter und der Roboter in der Pflege im Spezifischen bezogen und festgestellt, dass dort ähnliche Tendenzen zu erkennen sind. Pflegerobotern wird gesamtgesellschaftlich gesehen momentan noch ein großes Misstrauen entgegengebracht. Spannend zu sehen war, dass Pflegeroboter bei Pflegebedürftigen, die bereits mit der neuen Technologie in Berührung gekommen sind, dagegen eine viel höhere Resonanz erhielten.

Danach habe ich ethische Probleme, die bei Pflegerobotern auftreten, aus der Literatur gesammelt und kategorisiert. Diese habe ich in die Bereiche „Autonomie von Pflegerobotern", „Wegfall menschlicher Arbeitskräfte und Fähigkeiten", „Privatsphäre, Daten, Verantwortung" und „Achtung der Menschenwürde" eingeteilt.

Im darauffolgenden Kapitel habe ich analysiert, welche Möglichkeiten es für Pflegeroboter gibt, mit den genannten Problemen umzugehen. Schließlich habe ich beurteilt, ob die entsprechende Technologie in dieser Form in der Praxis eingesetzt werden kann.

Um auf meine eingangs erwähnte Forschungsfrage zurückzukommen, ob Roboter in der Pflege ethisch vertretbar sind, kann ich deshalb zunächst festhalten, dass diese Frage pauschal nicht zu beantworten ist. Sicherlich sind Haushaltsroboter, die im Alltag unterstützend wirken, weniger kritisch zu betrachten. Auch die meisten Assistenzroboter, die vornehmlich repetitive Aufgaben übernehmen und das Pflegepersonal auf diese Weise entlasten evozieren kaum ethische Probleme. Im besten Fall wirken sie so dem Mangel an Pflegekräften entgegen und erlauben es den Pflegekräften qualitative Zeit mit den pflegebedürftigen Personen zu verbringen.

Schwieriger sieht es bei Unterhaltungsroboter und Telepräsenzrobotern. Bei diesen Robotern kommt das Problem dazu, dass sie mit den Patienten interagieren und Emotionen hervorrufen. Diese sollten ausschließlich in Anwesenheit menschlicher Pflegekräfte eingesetzt werden. Auch Pflegeroboter i.e.S. sind problematisch, da sie den Menschen während der Pflege verletzen könnten und die wichtige zwischenmenschliche Kommunikation verloren geht.

Deshalb sollten Pflegeroboter immer nur zur Unterstützung der Pflegekräfte genutzt werden und diese nicht vollständig ersetzen. Zumindest solange, bis fundierte wissenschaftliche Erkenntnisse über die Pflege durch Roboter vorhanden sind. Bisher basieren viele der Befürchtungen auf einem vagen Bauchgefühl. Wie wir in Kapitel vier gesehen haben, ist die Formulierung von übertriebenen Ängsten typisch für die Einführung einer neuen Medientechnologie. Doch häufig stellt sich im Nachhinein heraus, dass diese unbegründet waren. Dennoch sollte man in einem so sensiblen Bereich wie der Pflege vorsichtig mit Experimenten sein.

Solange Pflegeroboter nicht vollständig erprobt sind, sollten sie nur sehr einfache Entscheidungen selbstständig treffen dürfen. Nicht alles, was theoretisch technisch machbar ist, sollte auch umgesetzt werden.

Dennoch können Pflegeroboter bei dem richtigen Einsatz die Autonomie der Pflegebedürftigen merklich erhöhen und ihnen ein angenehmeres Leben beschaffen.

Literaturverzeichnis

Bekey, George A.: Current Trends in Robotics: Technology and Ethics. In: Patrick Lin, Keith Abney und George A. Bekey (Hrsg.): Robot Ethics. The Ethical and Social Implications of Robotics. Cambridge: The MIT Press 2012, S. 17–34.

Bendel, Oliver: Pflegeroboter. Auf: Gabler Wirtschaftslexikon; URL: https://wirtschaftslexikon.gabler.de/definition/pflegeroboter-54138 (Stand 13.09.2020).

Bendel, Oliver: Pflegeroboter aus Sicht der Maschinenethik. In: Ders. (Hg.): Handbuch Maschinenethik. Wiesbaden: Springer 2018a, S.301-318.

Bendel, Oliver: Roboter im Pflegebereich: Operations-, Therapie- und Pflegeroboter aus ethischer Sicht. In: Oliver Bendel (Hg.): Pflegeroboter. Windisch: Springer 2018b, S. 195-212.

British Science Association: One in three believe that the rise of artificial intelligence is a threat to humanity. Auf: British Science Association; URL: https://www.britishscienceassociation.org/news/rise-of-artifici- al-intelligence-is-a-threat-to-humanity. (Stand 12.09.2020).

Deutscher Ethikrat Autonome Systeme. Wie intelligente Maschinen uns verändern. Jahrestagung des Deutschen Ethikrats. Berlin: Deutscher Ethikrat 2017, S. 69-96.

Früh, Michael/Alina Gasser: Erfahrungen aus dem Einsatz von Pflegerobotern für Menschen im Alter. In: Oliver Bendel (Hg.): Pflegeroboter. Windisch: Springer 2018, S. 213-227.

IFR: Executive summary world robotics service robots 2019. Auf: https://ifr.org/downloads/press2018/Executive_Summary_WR_Service_Robots_2019.pdf (Stand 13.09.2020).

Kehl, Christoph: Wege zu verantwortungsvoller Forschung und Entwicklung im Bereich der Pflegerobotik: Die ambivalente Rolle der Ethik. In: Oliver Bendel (Hg.): Pflegeroboter. Windisch: Springer 2018, S. 141-160.

Kreis, Jeanne: Umsorgen, überwachen, unterhalten – sind Pflegeroboter ethisch vertretbar? In: Oliver Bendel (Hg.): Pflegeroboter. Windisch: Springer 2018, S. 213-227.

Leschke, Rainer: Einführung in die Medientheorie. München: Fink 2003

Loh, Janina: Maschinenethik und Roboterethik. In: Oliver Bendel (Hg.): Handbuch Maschinenethik. Wiesbaden: Springer 2018, S. 1-19.

Pfaffenberger, Bryan: Social anthropology of technology. In: Annual Review of Anthropology. Bd. 21 (2012), S. 491–516.

Platon: Phaidros. Oder vom Schönen. In: Platon´s Werke. Stuttgart: 1853.

Raithel, Jürgen/ Bernd Dollinger/ Hörmann, Georg: Einführung Pädagogik. Wiesbaden: Verlag für Sozialwissenschaften 2009.

Rusche, Thomas: Ethik der Robotik – Problemstellungen und Forschungsansätze. Siegen: Universität Siegen 2018.

Sparrow, Robert/Linda Sparrow: In the hands of machines? The future of aged care. In: Minds and Machnines. Bd. 16 (2006), S. 141–161.

Von Stösser, Adelheid: Roboter als Lösung für den Pflegenotstand? Ethische Fragen. In: Archiv für Wissenschaft und Praxis der sozialen Arbeit. Bd. 3 (2011), S. 1–9.

Wurzbacher, Gerhard: Der Mensch als soziales und personales Wesen: Beiträge zu Begriff und Theorie der Sozialisation aus Sicht der Soziologie, Psychologie, Arbeitswissenschaft, Medizin, Pädagogik, Sozialarbeit, Kriminologie, Politiologie. Stuttgart: Ferdinand Enke 1963.

Abbildungsverzeichnis

Die Abbildung wurde aus urheberrechtlichen Gründen von der Redaktion entfernt.

Abb 1: BearingPoint GmbH. (2017): Jetzt und in Zukunft. Smarte Gesundheit in Deutschland startet (noch) nicht durch. Auf: BearingPoint.com; URL: https://www.bearingpoint.com/de-de/unser-erfolg/insights/smarte-gesundheit-2017/ (Stand 12.09.2020).

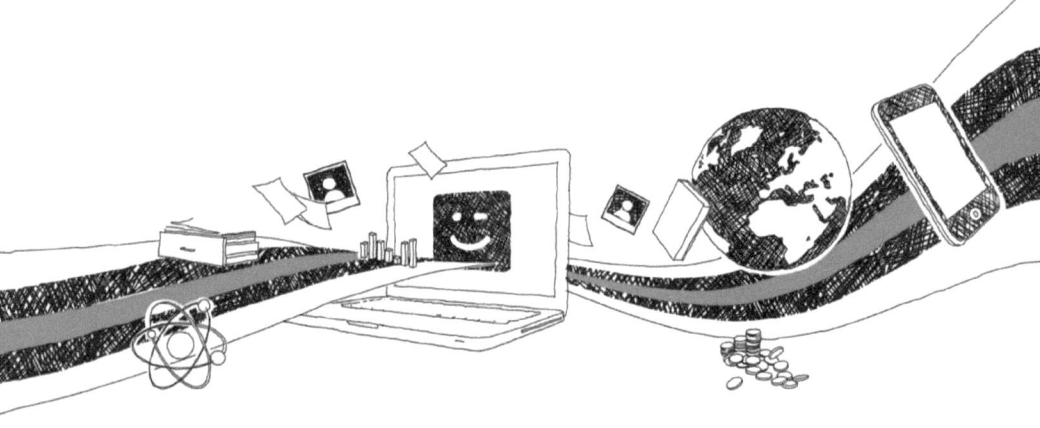
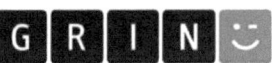